# MÉMOIRE

SUR

## L'ULCÉRATION ET L'OBLITÉRATION

### DE L'ORIFICE DES CONDUITS LACTIFÈRES

DANS

LEURS RAPPORTS AVEC LA PATHOLOGIE DU SEIN ET L'HYGIÈNE
DES NOUVEAU-NÉS;

PAR M. E. BOUCHUT,

Professeur agrégé de la Faculté de médecine, médecin de l'hôpital Sainte-Eugénie,
membre de la Société de biologie.

———

(Mémoire lu à l'Académie de médecine le 14 mars 1854.)



PARIS

TYPOGRAPHIE DE PLON FRÈRES,
IMPRIMEURS DE L'EMPEREUR,
RUE DE VAUGIRARD, 36.

# OUVRAGES DE L'AUTEUR.

1º Traité des maladies des nouveau-nés et des enfants à la mamelle, 1 vol. in-8º de 912 pages, 1852.

2º Traité des signes de la mort et des moyens d'empêcher les inhumations précipitées, couronné par l'Institut, 1 vol., 1849.

3º Mémoire sur la fièvre puerpérale, couronné par la Faculté de médecine, *Gazette médicale*, 1844, p. 85.

4º Mémoire sur la *phlegmasia alba dolens*, couronné par la Faculté de médecine, *Gazette médicale*, 1844, p. 289.

5º Mémoire sur la coagulation du sang veineux dans les cachexies et dans les maladies chroniques, *Gazette médicale*, 1845, p. 241.

6º Thèse sur les maladies virulentes, concours de l'agrégation en 1847.

7º Mémoire sur les maladies contagieuses, *Gazette médicale*, 1848.

8º Observations sur les bruits du cœur dans le choléra, *Gazette médicale*, 1849.

9º Mémoire sur le choléra des femmes enceintes, *Gazette médicale*, 1849.

10º Mémoire sur la transmission de la syphilis des nouveau-nés à leurs nourrices, *Gazette médicale*, 1850.

11º Mémoire sur les hémorrhagies intestinales des nouveau-nés et des enfants à la mamelle, 1851.

12º Mémoire sur l'hygiène et l'industrie de la peinture à l'oxyde de zinc, *Annales d'hygiène*, 1852.

13º Des méthodes de classification en nosologie : Thèse de concours, 1853.

14º Mémoire sur les fistules pulmonaires cutanées, *Gazette médicale*, 1854.

# MÉMOIRE

## SUR L'ULCÉRATION ET L'OBLITÉRATION

### DE L'ORIFICE DES CONDUITS LACTIFÈRES

DANS LEURS RAPPORTS AVEC LA PATHOLOGIE DU SEIN ET L'HYGIÈNE
DES NOUVEAU-NÉS.

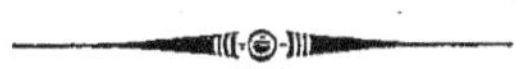

§ I. — *Exposition du sujet.* — *Divisions.* — Le sujet que je
vais avoir l'honneur d'exposer devant l'Académie intéresse doublement la science et se rattache, d'une part, à la pathologie de la
mamelle et, de l'autre, à l'hygiène des nouveau-nés. Si mon observation et mon interprétation sont exactes, il faudra désormais
ajouter une maladie de plus dans les traités des affections du sein,
et introduire un vice rédhibitoire nouveau parmi ceux qui règlent
le choix des nourrices aux différents bureaux de location.

J'ai été pendant quelque temps chargé par l'administration des
hôpitaux de l'inspection du bureau municipal des nourrices de la rue
Sainte-Apolline, et là j'ai reçu pour être louées au public au moins
2,000 femmes en plusieurs mois ; il y en a maintenant tous les
jours vingt ou trente à visiter et à recevoir : c'était pour moi une
heureuse occasion de vérifier les préceptes que j'ai adoptés dans
l'appréciation des qualités d'une nourrice, et que j'ai formulés
dans mon ouvrage sur l'hygiène de la première enfance. Dans ce
travail journalier, j'ai pu voir combien l'inspection des nourrices
est nécessaire et comme il serait urgent de la voir appliquer sur
une plus grande échelle. C'est là que j'ai rassemblé les éléments
du mémoire dont je vais à présent vous donner connaissance.

Il s'agit de la *galactophorite*, c'est-à-dire de l'ulcération et de
l'oblitération de l'orifice des tuyaux galactophores, lactifères, ou
autrement des conduits excréteurs de la mamelle. J'en ai réuni
175 exemples plus ou moins bien caractérisés. Quelque fréquente

que soit cette altération, elle a échappé aux observateurs, par une
raison naturelle et facile à comprendre. Elle ne constitue pas une
maladie très douloureuse ni très gênante pour les femmes ; elle
ne se montre et on ne la découvre que dans des circonstances ex-
ceptionnelles, lorsque la glande mammaire en activité de service
sert à l'allaitement. C'est donc une maladie *spéciale aux nourrices*.
Elle a même une très grande importance à cet égard , car, dans sa
forme la plus grave, elle peut gêner la lactation au point de con-
traindre à réformer pour toujours une nourrice convenable sous
tous les autres rapports.

Chacun sait que dans le choix d'une nourrice les considérations
inspirées par l'âge , la constitution , la santé antérieure et actuelle
des femmes, pas plus que l'âge et les qualités du lait, ne sauraient
suffire ; il faut encore tenir compte de la conformation du sein et
du mamelon qui le termine. On trouve, en effet, sur cet organe
un assez grand nombre de maladies qui sont autant de vices rédhi-
bitoires. J'y ajouterai maintenant l'ulcération et l'oblitération
étendue d'un grand nombre d'orifices des conduits galactophores.

Déjà l'on a signalé les excoriations , les gerçures , les crevasses ,
l'inflammation , l'hypertrophie du mamelon. Tous les traités de
chirurgie, les dictionnaires de médecine et les livres spéciaux sur
le choix d'une nourrice ont mentionné ces différentes maladies du
sein, mais sans désigner le siége anatomique du mal. Astley Cooper,
Blandin, Boyer, MM. Nélaton , Vidal , Velpeau leur ont consacré
quelques pages dans leurs différentes publications ; mais personne
n'a étudié d'une manière complète la galactophorite , c'est-à-dire
l'ulcération des orifices galactophores. Boyer l'indique de la manière suivante :

« Il est rare que le mamelon soit tout à fait imperforé ; mais il
» arrive assez fréquemment qu'il y a obstruction des conduits des-
» tinés à transmettre le lait au dehors. Cette obstruction est quel-
» quefois le résultat de l'aplatissement et de l'induration du ma-
» melon. Dans le premier cas , on a recours aux moyens que nous
» venons d'indiquer ; dans le second, on insiste sur les émollients.
» Dans quelques cas aussi, l'occlusion apparente des conduits ga-
» lactophores dépend en partie de la turgescence de la mamelle

» dans les premiers jours qui suivent l'accouchement : dans ce
» cas, on doit nourrir l'enfant au biberon pendant cette période,
» et lui présenter le sein lorsque celui-ci est moins distendu ; sou-
» vent alors le lait coule avec facilité. Du reste, l'obstruction des
» conduits est souvent jointe à la dépression du mamelon et cède
» aux mêmes moyens. » C'est ici, comme on le voit, une indica-
tion très insuffisante.

Dans son dernier ouvrage sur les maladies du sein, M. Velpeau
en dit encore moins. Il ne désigne cette maladie que pour en nier
l'existence.

Voici en quels termes il s'exprime :

« J'ignore si l'imperforation complète du mamelon a jamais été
» observée, mais Boyer dit que les conduits lactés sont assez sou-
» vent atteints d'une obstruction qui s'oppose à l'issue du lait. *Je*
» *n'ai point rencontré ce genre d'obstruction;* j'ai toujours vu, la
» sécrétion laiteuse une fois commencée, le mamelon laisser sortir
» le lait sans véritable résistance. »

Personne donc n'a encore songé à faire connaître l'ulcération de
l'orifice des conduits galactophores, la réunion de plusieurs de ces
orifices en une seule ouverture, l'oblitération consécutive de l'extrémité de ces conduits, ni l'influence fâcheuse de cette maladie sur
l'allaitement.

Je vais en conséquence étudier successivement ses causes, ses
symptômes, sa marche et le traitement qu'elle réclame. Pour
finir, j'indiquerai la conduite à suivre vis-à-vis des nourrices qui
présentent cette altération. C'est, je crois, la meilleure manière
d'exposer ce sujet doublement neuf, au point de vue de la pathologie et de l'hygiène publique.

§ II. *Causes.* — La peau qui recouvre le mamelon et donne
passage aux conduits galactophores est tellement fine, mince et
délicate, son épiderme est si facile à détruire, que les moindres
causes irritantes ou mécaniques locales en déterminent facilement
l'érosion et l'ulcération superficielle. Sous ce rapport, le mamelon
a presque toute la susceptibilité d'une partie recouverte par une
membrane muqueuse. En outre, si l'on tient compte de la disposition générale et de l'idiosyncrasie des nourrices, qui donne à

l'enveloppe cutanée une susceptibilité morbide plus ou moins grande, on ne sera pas surpris de rencontrer si souvent la galactophorite, c'est-à-dire l'inflammation et l'ulcération de l'orifice de quelques conduits galactophores.

Il m'a semblé que les nourrices lymphatiques et de nature scrofuleuse étaient plus souvent affectées que les autres ; et quant à la diathèse syphilitique, elle n'a aucune influence sur le développement de cette maladie ; c'est d'une tout autre façon et par des lésions toutes différentes que se révèle cette diathèse.

Les érosions, les ulcérations du mamelon et de l'orifice des conduits galactophores, aussi bien que leur oblitération, sont déterminées par des causes irritantes locales : la mauvaise conformation du mamelon, rentré dans la glande mammaire par la pression du corset ; les efforts faits par des ventouses pour le développer au dehors, le mâchonnement répété de cette partie par un ou plusieurs enfants, l'action contusive exercée sur elle par les premières dents, l'action irritante exercée par l'acidité de la bouche, le muguet ou les aphthes développés dans le cours de la fièvre, la grande quantité de lait qui mouille sans cesse le linge, et force à mettre le bout du sein dans des bouteilles plates spéciales, où il peut en quelque sorte macérer, sont les causes les plus ordinaires de cette maladie. J'ai vu tout récemment une nourrice qui avait, durant un voyage de vingt-quatre heures, gardé deux de ces bouteilles aplaties spéciales plus ou moins longtemps sur le sein, et qui avait l'auréole mammaire et le mamelon rouges, tuméfiés et couverts de petites érosions superficielles.

§ III. *Symptômes.* — Sous l'influence des causes que j'ai indiquées, la peau du mamelon s'enflamme, et en outre des excoriations, des gerçures ou des crevasses placées à la base, dans le sillon qui la sépare de l'auréole, elle présente aussi des gerçures et des ulcérations situées au sommet de l'organe. Ces gerçures, dont le siége anatomique est resté jusqu'ici indéterminé, intéressent un plus ou moins grand nombre de conduits galactophores, et constituent le début de la galactophorite. La maladie existe d'un seul côté ou des deux côtés à la fois. Le lait, au lieu de sortir par des orifices capillaires distincts, s'écoule alors par des ouvertures en forme de *petit cratère* qui sont l'aboutissant de trois ou quatre orifices ulcérés, et coule sans force par un ou plusieurs gros jets baveux de la glande mammaire.

Dans l'état normal, les choses se passent, on le sait, tout différemment. Chez une bonne nourrice, dont les seins n'ont jamais été malades, dont le mamelon est plus ou moins volumineux, différemment coloré suivant l'âge et le tempérament des femmes, le lait s'échappe par la pression des sinus lactifères placés dans l'auréole, sous forme d'une gerbe de quinze à vingt jets, par autant d'ouvertures d'un demi à un millimètre environ. Ce sont les orifices des conduits galactophores cachés dans les rides du mamelon. Le lait qui les traverse saute ainsi jusqu'à 3 ou 4 pieds de distance, si on a l'habitude de le traire. Il y a dans cette disposition quelque chose d'heureux : le lait n'arrive que très divisé dans la bouche des enfants qui tettent, et ils peuvent en modérer l'afflux par une succion moins énergique. Ils n'ont pas dans la bouche plus de lait qu'ils n'en veulent prendre, et ils ne sont pas exposés à avaler de travers, ce qui a lieu lorsque le lait arrive abondamment par un jet de calibre trop considérable, comme dans la maladie que je signale.

Ce symptôme est au début du mal le plus apparent et le plus facile à saisir ; c'est même le seul qui ait une véritable importance ; le lait coule du sein qu'on exprime par un ou plusieurs jets baveux, considérables, entremêlés de jets capillaires, de calibre normal, plus ou moins nombreux, suivant le degré de la maladie. Le sommet du mamelon est rouge sur le point malade, quelquefois grisâtre, comme diphthéritique, bien qu'il n'y ait pas à la surface de membrane à détacher.

A la loupe, on voit la place de ces érosions qui font ainsi communiquer plusieurs des conduits galactophores ; mais on ne distingue que très imparfaitement leur étendue et leur profondeur. Dans l'état de repos du mamelon, la fissure est dans un repli de l'organe, et si on presse pour faire sortir le lait, c'est le liquide qui à son tour masque l'ouverture du conduit galactophore. Il est cependant de toute évidence, d'après le volume du jet qui s'échappe, que plusieurs conduits lactifères aboutissent à une même ouverture et que cette ouverture est considérablement élargie. Je n'ai vu là ordinairement qu'une ulcération très superficielle, ou plutôt qu'une érosion formée par la chute de l'épiderme sur la peau enflammée. Quand la maladie est plus caractérisée, une véritable ulcération visible à l'œil nu existe au sommet ou sur l'un des côtés du mamelon ; elle forme une cavité au fond de laquelle s'ouvrent les conduits lactifères, et c'est par elle que dans la traite le lait coule en bavant. Cette ulcération, plus ou moins large, irrégulière, à fond livide ou grisâtre, aux bords peu saillants, n'a jamais une grande étendue. Il est rare qu'elle soit bien profonde, et elle n'a jamais l'étendue de celles qui sont au niveau de l'auréole, à la base du mamelon, dont elles peuvent amener la chute.

Ces ulcérations, ordinairement passagères et de courte durée, peuvent guérir par un repos de la mamelle durant quelques jours ; mais si, au contraire, les femmes s'obstinent à continuer l'allaitement direct, sans bout de sein artificiel, la solution de continuité s'agrandit, creuse en profondeur ; elle peut devenir douloureuse, amener l'inflammation profonde du mamelon, et l'allaitement devient impossible. Dans quelques circonstances, cette lésion est le point de départ d'engorgements glanduleux profonds bientôt suivis de suppuration et d'abcès du sein. Astley Cooper en a cité des exemples, et j'en ai vu plusieurs à l'hôpital Necker, dans le service des nourrices, où j'ai passé deux ans.

Sous l'influence de quelques applications topiques et du repos forcé, l'ulcération se cicatrise ; un ou plusieurs conduits galactophores s'oblitèrent, et l'allaitement peut continuer par les orifices restés libres. Mais si le bout du sein a été pris dans une grande étendue et qu'on ait été obligé d'interrompre l'allaitement, l'organe durcit, s'indure et s'atrophie au bout de quelques mois. Tantôt il reste saillant au dehors de la glande et tantôt il se retire en arrière sous l'influence de la rétraction du tissu fibreux cicatriciel intérieur. Alors la plupart des orifices lactifères sont oblitérés. En pressant l'auréole du sein pour opérer la traite et faire sortir du lait, on n'obtient qu'une très petite quantité de liquide décomposé formé du sérum tenant en suspension une plus ou moins grande quantité de colostrum et de caseum coagulé.

Chez quelques femmes du lait sort avec assez d'abondance ; chez d'autres, il ne peut à peine plus rien sortir de la glande mammaire. Cela dépend de l'ancienneté du mal, de l'étendue de la lésion et du nombre des conduits galactophores compromis par elle. D'une manière générale, on peut dire que plus la lésion est ancienne, et c'est ce qui arrive lorsqu'elle date d'un premier allaitement depuis longtemps terminé, moins il y a de lait dans le sein malade ; on rencontre même des femmes dont le sein n'en renferme plus une seule goutte et ne pourra plus jamais en sécréter à l'avenir.

Les érosions superficielles du mamelon et de l'orifice des conduits galactophores ne sont pas très douloureuses. Elles occasionnent un peu de cuisson aux heures de l'allaitement ; il faut qu'elles soient bien étendues pour déterminer une véritable douleur. Elles ne causent jamais autant de souffrances que les crevasses proprement dites, et les ulcères de l'auréole ou de la base du bout de sein. C'est à ce point que beaucoup de femmes les supportent sans se plaindre et peuvent les conserver très longtemps pendant plusieurs mois de leur état de nourrice. C'est une maladie toute *locale*, que nous présentons comme telle, et qui n'a aucun retentissement appréciable ou manifeste sur les grandes fonctions.

§ IV. *Diagnostic.* — L'ulcération ou l'oblitération de l'orifice des conduits galactophores, et l'atrophie éloignée du mamelon ou de la glande mammaire qui en est la conséquence, ne sont pas difficiles à reconnaître ; l'examen le plus superficiel suffit pour établir le diagnostic du mal. En effet, le mamelon, rouge, induré, douloureux, est le siége d'ulcérations qui réunissent plusieurs des orifices lactifères en une seule grosse ouverture par où sort le lait. Plus tard, le mamelon, difforme, est irrégulièrement perforé ; et quelquefois même les orifices des conduits galactophores ont disparu. Enfin, au bout de plusieurs mois, et à l'occasion d'un nouvel accouchement, on voit la glande mammaire anciennement malade atrophiée, ne donnant plus de lait.

Que signifient ces différents phénomènes, et quelle doit être leur place en pathologie ? Il est évident que l'inflammation est, comme point de départ ou comme résultat, la cause de l'ulcération de l'extrémité du mamelon et de la réunion des orifices lactifères.

C'est encore l'inflammation qui, de l'extrémité d'un conduit lactifère s'étend par continuité de tissu dans l'intérieur de la mamelle jusque dans le lobule correspondant de la glande, et peut amener la formation d'un abcès. C'est l'inflammation enfin, qui après l'état aigu amène avec le temps l'oblitération des conduits galactophores, l'induration et l'atrophie du mamelon. Mais si tel est le rôle de l'état inflammatoire dans la production des phénomènes que j'ai fait connaître, il faut les placer parmi ceux qui relèvent des inflammations du mamelon, et leur donner un nom qui indique leur véritable siége anatomique. C'est ainsi qu'après avoir localisé le mal dans les conduits galactophores, j'ai dû lui affecter le nom de *galactophorite*, pour le séparer de ce qu'on appelle *érosions*, *crevasses*, *gerçures* du mamelon, termes impropres et fort peu dignes de la science, applicables à des lésions très différentes par leur nature ou par leur siége anatomique de la lésion que je viens de décrire.

Cette inflammation du mamelon et des conduits galactophores ne saurait être confondue avec aucune autre affection du sein. Il n'y a en effet que cette maladie qui soit susceptible d'amener la réunion de plusieurs orifices lactifères en un seul. Quant à l'oblitération ultérieure, elle pourrait être rapprochée de celle qui résulte d'abcès de la mamelle tout à fait guéris. Mais dans ce cas les cicatrices placées sur la peau du sein indiquent suffisamment bien l'origine du mal. Il est également impossible de la confondre avec les obstructions passagères et profondes des conduits galactophores qui déterminent ce qu'on appelle des engorgements laiteux de la mamelle, car dans ces cas le mal a surtout la glande mammaire pour siége, tandis que dans la galactophorite la plus simple c'est le mamelon qui paraît être seul affecté.

§ V. *Marche*. — Les ulcérations de l'orifice des conduits galactophores existent d'un seul côté ou sur les deux mamelons à la fois, ce qui est plus rare et plus fâcheux, parce que l'allaitement et le sort futur des glandes mammaires s'en trouvent plus compromis. Elles guérissent assez facilement et assez rapidement par le repos de la glande ou par l'usage d'un bout de sein artificiel, et quand elles ne sont ni anciennes ni trop profondes; elles peuvent ne pas entraîner l'oblitération du conduit lactifère. Quand, au contraire, elles sont très étendues et mal traitées, la cicatrisation de l'ulcère entraîne avec elle l'oblitération des orifices ou des conduits en quantité variable et dans une plus ou moins grande étendue ; le mamelon s'indure et se rétracte, surtout après le sevrage, ou si on a condamné le sein malade au repos. Si, comme j'en ai vu des exemples, tous les conduits sont oblitérés, la glande mammaire inactive perd graduellement de son volume relativement à l'autre glande, et au bout de quelques mois ou de quelques années elle finit par être le siége d'une atrophie absolue plus ou moins considérable. Vienne une grossesse nouvelle, et cette glande malade sera perdue pour l'allaitement.

Il se présente journellement au Bureau municipal des nourrices des femmes qui ne peuvent plus donner à teter que d'un sein, et qui ont l'autre glande mammaire entièrement atrophiée par suite de l'oblitération primitive et ancienne des conduits galactophores survenue dans une précédente nourriture par le fait de la lésion que j'indique.

Sur les 175 nourrices malades dont j'ai pris l'observation, 64 avaient un seul des seins malade, notablement atrophié, avec le mamelon dur, aplati, et on pouvait à peine tirer trois ou quatre gouttes de lait décomposé par une ouverture centrale unique, large de 2 à 3 millimètres ; tous les autres orifices des conduits galactophores étaient oblitérés. La maladie résultait d'un allaitement antérieur. 58 avaient également d'un seul côté la mamelle moins volumineuse, sans atrophie apparente, le mamelon saillant, induré, déprimé au centre, d'où l'on pouvait faire sortir par deux ouvertures assez larges une plus grande quantité de lait, sans qu'il soit possible de faire servir cette glande à l'allaitement ; c'était encore une affection ancienne, et la plupart des orifices lactifères se trouvaient oblitérés. 35 avaient les deux seins malades, et cependant pouvaient servir de nourrices. De chaque côté, le mamelon déformé, mais érectile et souple, laissait échapper abondamment du lait par plusieurs ouvertures, les unes capillaires comme le diamètre d'un orifice des conduits galactophores, les autres larges comme dans le cas précédent, lorsque plusieurs conduits abouchés ensemble dans une sorte de cul-de-sac s'ouvrent au dehors par une ouverture commune très agrandie. Alors le lait sort à la fois en nappe baveuse et en jet mince et délié, inconvénient réel pour la lactation ; la maladie était récente et développée dans le cours de l'allaitement actuel. 18 nourrices enfin m'ont offert cette même altération, mais d'un côté seulement, l'autre sein et l'autre mamelon ayant leur configuration naturelle, et pouvant servir régulièrement à leurs fonctions.

§ VI. *Traitement.* — L'ulcération de l'orifice des conduits galactophores est une maladie presque exclusive aux femmes nourrices, et c'est principalement en vue de l'allaitement que le médecin est appelé à la guérir. Quelque légère que soit en apparence cette maladie, comme elle entraîne des conséquences sérieuses pour l'avenir au point de vue des devoirs de la maternité, il importe de pouvoir promptement débarrasser les femmes qui en sont atteintes. Le traitement est d'ailleurs fort simple et consiste dans l'emploi judicieux des moyens de propreté et de quelques médicaments topiques. Les ulcérations récentes de l'orifice des conduits galactophores guérissent par l'usage des topiques ; un mélange de parties égales d'amidon et de beurre; de l'huile d'œuf; de la glycérine; un mélange de cire blanche et d'huile d'amandes douces; du mucilage de guimauve ou de coings, avec de la pommade rosat ou de la pommade au précipité blanc; des lotions fréquentes avec de l'eau salée, du vin ou de l'eau-de-vie mélangée d'eau.

A. Cooper conseille contre les gerçures du mamelon une solution de borax, 4 grammes pour 100 grammes d'eau et 10 grammes d'alcool; c'est un topique que l'on peut également employer dans le cas qui nous occupe. J'ai quelquefois employé les lotions astringentes, l'acétate de plomb solide, 10 centigrammes pour 100 grammes d'eau ; de sulfate de zinc, 1 gramme pour 100 grammes de liquide; ou enfin la liqueur de Van-Swieten, 30 grammes pour 100 grammes d'eau également. M. Velpeau conseille la solution de nitrate d'argent à 5 ou 10 centigrammes pour 30 grammes d'eau, et même la cautérisation avec la pierre.

Il n'y a rien à craindre de l'emploi de ces solutions salines, métalliques, et il est impossible qu'employées à si faible dose il en

— 13 —

reste assez sur le sein pour que dans l'allaitement le nouveau-né ait
à en souffrir.

Quand les ulcérations de l'orifice des conduits galactophores sont
superficielles, ces moyens topiques peuvent suffire ; mais si , au
contraire, les ulcérations sont profondes , et si le lait coule abondamment par une large ouverture, les moyens que j'ai indiqués
seraient inutiles si on n'ordonnait en même temps l'application de
bouts de sein artificiels et même le repos absolu de la glande
pendant quelque temps.

Cette médication, qui est celle que l'on emploie pour les gerçures et les crevasses ordinaires du sein , ne réussit à guérir heureu-
sement et sans difformité les ulcérations de l'orifice des conduits
galactophores que si l'ulcération est superficielle. Dans le cas contraire, lorsque l'ulcération est profonde , elle guérit également ;
mais la cicatrice amène soit la réunion de plusieurs orifices lactifères s'ouvrant par une ou deux larges ouvertures par lesquelles
coule le lait trop abondamment, soit l'oblitération d'un plus ou
moins grand nombre de ces orifices et des conduits dans une
étendue très variable et que je ne saurais déterminer. Si l'oblitération n'affecte qu'un très petit nombre de conduits , les nourrices
pourront continuer à nourrir ; si elle s'étend au plus grand nombre
d'entre eux, le mamelon se ferme en partie , et dans le présent ou
dans l'avenir la glande mammaire est à jamais perdue pour l'allaitement. Je ne crois pas qu'on puisse désobstruer ces conduits.

§ VII. *Conséquences de la galactophorite sur l'hygiène des nouveau-nés.* — L'ulcération et l'oblitération de l'orifice des conduits
galactophores modifient à ce point les conditions physiques de la
mamelle et de l'excrétion du lait, qu'il en résulte de très fâcheuses
conséquences pour les mères nourrices ou pour les femmes merce-
naires qui entreprennent l'allaitement.

Si la maladie que j'ai fait connaître existe d'un seul côté, quelles
que soient les entraves apportées par elle à l'allaitement , il reste
un sein pour suppléer à celui qui manque et que l'on condamne
au repos. Les conséquences ne sont donc pas très sérieuses. Il en
est de même lorsque les deux mamelons sont occupés et que, le
mal étant superficiel, il n'y a pas lieu d'interrompre l'allaitement.

Mais, au contraire, lorsqu'il y a sur les mamelons , de chaque côté, une ulcération profonde faisant communiquer les orifices de plusieurs conduits galactophores pour former une large ouverture, la continuation de l'allaitement devient quelquefois impossible. En voici la raison : le lait, mal retenu dans les seins, sort trop facilement en nappes baveuses, par de gros jets , et au lieu de remplir graduellement la bouche, comme dans les cas ordinaires, il comble cette cavité trop rapidement et sans permettre aux enfants de respirer entre deux mouvements de déglutition. Dès que l'enfant est au sein , qu'il tette doucement ou avec avidité , sa bouche est toujours pleine, et il n'y a pas place pour la satisfaction du besoin de respirer. Cependant il faut que cet acte s'accomplisse; l'enfant cède à la nécessité; mais avec l'air du lait entre dans le larynx et dans les bronches. L'enfant se retire, s'agite ; se jette en arrière , crie, tousse et suffoque jusqu'à ce que les dernières molécules de liquide introduites dans les voies aériennes aient disparu. Chaque fois qu'il prend le sein, et dès qu'il y met de l'ardeur , le même accident se reproduit, et on comprend toute la fatigue qui doit en résulter. Dans cet état de choses, la nutrition des enfants souffre , et il faut faire suspendre l'allaitement pour recourir au biberon artificiel ou à une autre nourrice dont les seins seront mieux conformés.

Au reste, les enfants se fatiguent de suffoquer ainsi chaque fois qu'ils tettent, et ils finissent d'eux-mêmes par renoncer au sein quand on s'obstine à le leur présenter.

Deux fois pour ce motif, dans mes relations privées , j'ai fait changer de nourrice à des enfants qui étaient malingres et dont le mouvement nutritif général me paraissait arrêté ; deux fois j'ai vu revenir la santé, la force et l'embonpoint. Depuis lors j'ai toujours repoussé, comme impropres à l'allaitement, les nourrices affectées d'ulcérations profondes des conduits galactophores, et au Bureau municipal de la rue Sainte-Apolline ce principe d'hygiène est devenu pour moi une invariable règle de conduite. Je ne doute pas qu'il ne soit un jour confirmé par les observations d'autrui.

Lorsqu'à l'ulcération des conduits galactophores se joignent leur oblitération et la rétraction du bout du sein , la question devient plus facile à résoudre ; la lésion frappe tous les yeux : on en peut facilement mesurer l'étendue. Les nourrices ont peu de lait ; sa qualité est inférieure : ce sont des nourrices de troisième et de quatrième ordre qu'on ne saurait trop mettre de sévérité à éloigner des bureaux de location.

En résumé :

1° L'orifice des conduits galactophores peut être chez les nourrices le siége d'une inflammation et d'une ulcération profondes, jusqu'ici désignées par les mots vagues et peu scientifiques de gerçures et crevasses du mamelon.

2° Cette ulcération occupe un plus ou moins grand nombre de conduits galactophores ; elle réunit plusieurs orifices en une seule cavité, et permet au lait de couler trop facilement dans la bouche des nouveau-nés par de larges ouvertures.

3° Cette ulcération, placée au sommet du mamelon, est peu douloureuse.

4° Ces ulcérations entraînent quelquefois l'oblitération des conduits galactophores, l'induration et la rétraction du bout des seins.

5° L'ulcération et l'oblitération des conduits galactophores produisent avec le temps l'atrophie de la mamelle ; mais cet effet ne se montre que lorsque l'allaitement est entièrement interrompu ou depuis longtemps terminé.

6° Le symptôme constant de l'ulcération des conduits galactophores, c'est l'écoulement du lait sous forme de jets baveux de gros diamètre.

7° L'ulcération de l'orifice des conduits galactophores guérit par l'usage des bouts de sein artificiels, les soins de propreté et les médicaments topiques conseillés pour les ulcères, les fissures et les crevasses de la base du mamelon.

8° L'ulcération rebelle ne guérit que par le repos absolu de la glande mammaire affectée ; alors elle entraîne toujours l'oblitération de l'extrémité des conduits dont l'orifice a été malade.

9° L'oblitération de l'orifice des conduits galactophores est incurable.

10° Les ulcérations de l'orifice des conduits galactophores placées sur chaque mamelle ont une grande importance au point de vue de l'hygiène des nouveau-nés. Lorsqu'elles sont très étendues, elles occasionnent l'afflux considérable du lait dans la bouche des enfants, ce qui ne leur permet pas de respirer sans introduire avec l'air du lait dans les voies aériennes, et sans provoquer en même temps des accès de suffocation. Cet inconvénient est quelquefois si grave qu'il nécessite le changement immédiat de la nourrice.

www.ingramcontent.com/pod-product-compliance
Lightning Source LLC
Chambersburg PA
CBHW071309130726
47998CB00003B/1402